BEI GRIN MACHT SICH IHR WISSEN BEZAHLT

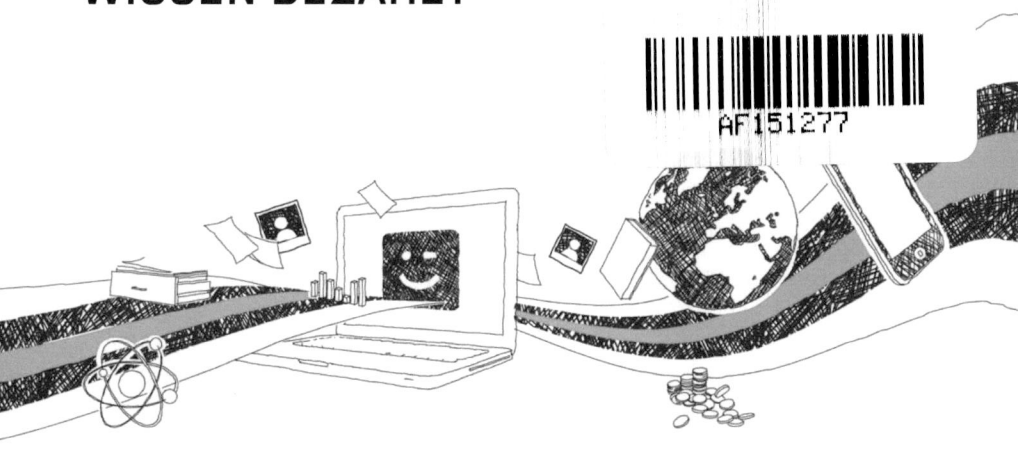

- Wir veröffentlichen Ihre Hausarbeit, Bachelor- und Masterarbeit

- Ihr eigenes eBook und Buch - weltweit in allen wichtigen Shops

- Verdienen Sie an jedem Verkauf

Jetzt bei www.GRIN.com hochladen und kostenlos publizieren

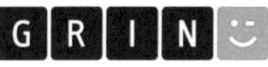

Jean-Claude Balanck

Psychosoziale Belastungen im Rettungsdienst als Prädikatoren für Muskel-Skelett-Erkrankungen

GRIN Verlag

Bibliografische Information der Deutschen Nationalbibliothek:

Die Deutsche Bibliothek verzeichnet diese Publikation in der Deutschen National-
bibliografie; detaillierte bibliografische Daten sind im Internet über http://dnb.d-
nb.de/ abrufbar.

Impressum:

Copyright © 2010 GRIN Verlag, Open Publishing GmbH
Druck und Bindung: Books on Demand GmbH, Norderstedt Germany
ISBN: 978-3-656-24839-2

Dieses Buch bei GRIN:

http://www.grin.com/de/e-book/195414/psychosoziale-belastungen-im-rettungs-
dienst-als-praedikatoren-fuer-muskel-skelett-erkrankungen

GRIN - Your knowledge has value

Der GRIN Verlag publiziert seit 1998 wissenschaftliche Arbeiten von Studenten, Hochschullehrern und anderen Akademikern als eBook und gedrucktes Buch. Die Verlagswebsite www.grin.com ist die ideale Plattform zur Veröffentlichung von Hausarbeiten, Abschlussarbeiten, wissenschaftlichen Aufsätzen, Dissertationen und Fachbüchern.

Besuchen Sie uns im Internet:

http://www.grin.com/

http://www.facebook.com/grincom

http://www.twitter.com/grin_com

Psychosoziale Belastungen im Rettungsdienst als Prädikatoren für Muskel-Skelett-Erkrankungen

Studienarbeit

Hochschule

Magdeburg-Stendal (FH)

Fachbereich Gesundheitswissenschaften

Vorgelegt von

Jean-Claude Balanck

01. März 2010

Inhaltsverzeichnis

Psychosoziale Belastungen im Rettungsdienst als Prädikatoren für Muskel-Skelett-Erkrankungen

Zusammenfassung

Der vorliegende Beitrag stellt aus arbeitspsychologischer Perspektive einen integrativen Ansatz zur Vermeidung von Rückenschmerzen und zur Förderung der Rückengesundheit im Rettungsdienst vor. Dazu werden vor dem Hintergrund des biopsychosozialen Erklärungsmodells für Muskel-Skelett-Erkrankungen (MSE) exemplarisch einige Wirkungszusammenhänge und Fakten aufgezeigt, die in Abhängigkeit des Führungs- und Vorgesetztenverhaltens, belegen mit welchen MSE-spezifischen Belastungen am Arbeitsplatz „Rettungsdienst" zu rechnen ist.

Einleitung

Trotz stetiger Verbesserungen der technischen und ergonomischen Arbeitsbedingungen steigen die Muskel- und Skeletterkrankungen (MSE) nahezu in allen Industrieländern seit 1960 stetig an (Westgaard 1997). Dieses „MSE-Paradoxon" führt deutlich vor Augen, dass die Beschränkung auf die klassischen ergonomischen Ursachenfaktoren bei der Erklärung des MSE-Phänomens nicht ausreichend ist. Vielmehr sind es die psychosozialen Belastungsmomente, die als sog. „weiche Faktoren" das Risiko für die Entstehung und Chronifizierung von MSE maßgeblich erhöhen (Hasenbring 2001). Rettungsdienstpersonal gilt als besonders exponierte Gruppe für physische und psychische Belastungen (Gebhardt, 2004).

Nach aktuellen Untersuchungen der Bundesanstalt für Arbeitsschutz und Arbeitsmedizin (BAuA 2006) sowie dem Institut für Arbeitsmedizin, Sicherheitstechnik und Ergonomie (ASER, 2004) rücken aber auch die psychosozialen Belastungen in den Fokus der Arbeits- und Gesundheitswissenschaftler.

Der vorliegende Beitrag stellt aus arbeitspsychologischer Perspektive einen integrativen Ansatz zur Vermeidung von Rückenschmerzen und zur Förderung der Rückengesundheit im Rettungsdienst vor. Dazu werden vor dem Hintergrund des biopsychosozialen Erklärungsmodells für Muskel-Skelett-Erkrankungen (MSE) exemplarisch einige Wirkungszusammenhänge und Fakten aufgezeigt, die in Abhängigkeit des Führungs- und Vorgesetztenverhaltens, belegen mit welchen MSE-spezifischen Belastungen am Arbeitsplatz „Rettungsdienst" zu rechnen ist.

Zum Schluss wird die Frage diskutiert, was zu tun ist, um (Rücken)Gesundheit als „Gemeinschaftsaufgabe" im Unternehmen „Rettungsdienst" nachhaltig zu etablieren und auf diese Weise Interventionen zur Stärkung der Rückengesundheit zugleich als Instrument zur Verbesserung der Humanressource zu nutzen.

1. Rückengesundheit - Warum gerade Muskel-Skelett-Erkrankungen im Fokus betrieblicher Gesundheitsförderung stehen

Motivierte und gesunde Mitarbeiter sind das wertvollste humane Kapital eines Unternehmens. Nach Dürndorfer (2005) wird eine Einflussgröße in den nächsten Jahren und Jahrzehnten immer bedeutsamer werden: der Mitarbeiter das humane Kapital einer Organisation bzw. eines Unternehmens.

Das Thema Gesundheit fällt im 21. Jahrhundert in eine Phase technologischer und gesellschaftlicher Entwicklungen, in der diese Humanressource bzw. das humane Kapital als Produktivitätsfaktor eine immer wichtigere Rolle spielt. Der Erhalt und die Verbesserung dieser Humanressource wird u.a. davon abhängen, inwieweit wir in der Lage sind, die psychosozialen Bedingungen von Gesundheit am Arbeitsplatz „Rettungsdienst" durch geeignete Maßnahmen erfolgreich und nachhaltig zu sichern und weiter zu entwickeln.

1.1 Rückengesundheit als ökonomische Ressource

Muskel-Skelett-Erkrankungen spielen in diesen Kontext eine besondere Rolle, weil fast jeder vierte Fehltag (23,5%) im Jahr 2007 auf Muskel-Skelett-Erkrankungen (MSE) zurückging. Die mittlere Erkrankungsdauer liegt im Jahr 2007 bei 19,7 Tagen (Wieland, 2008).Volkswirtschaftlich bedeutet dies einen jährlichen Bruttowertschöpfungsverlust von rund 15,5 Milliarden Euro (Baua, 2007).

Der Anteil von MSE am Krankenstand ist in den letzten fünf Jahren ziemlich konstant geblieben. Zugenommen hat jedoch die Erkrankungsdauer. Hier kann von einem Anstieg der AU Tage von 17,0 AU-Tagen im Jahr 2003 auf 19,7 Tage im Jahr 2007 gesprochen werden. Dies entspricht einer prozentualen Zunahme der Erkrankungsdauer von fast 16,0% (Barmer Gesundheitsreport, 2008).

1.2 Fünf Gründe, Rückengesundheit im Rettungsdienst zu fördern

Insgesamt sind es folgende Gründe, die dafür sprechen, Rückengesundheit im betrieblichen Rettungsdienstalltag einen besonderen Stellenwert einzuräumen. Muskel-Skelett-Erkrankungen (MSE)

1. haben den größten Anteil (fast ein Viertel) an den betrieblichen Fehlzeiten
2. verursachen für den Arbeitgeber und Sozialversicherungssysteme (Krankenkassen, Rentenversicherungen) enorm hohe Kosten
3. weisen im Gegensatz zu vielen anderen (berufsbedingten) Krankheiten in den allermeisten Fällen keine schwerwiegenden (organischen) oder gefährlichen Ursachen auf (Lühmann 2007; Bertelsmann Stiftung 2007). Zu ihren wichtigsten Prognosekriterien bzw. Risikofaktoren zählen vielmehr konstitutionelle (biologische), soziale und psychische Belastungsfaktoren
4. sind für den einzelnen Rettungsdienstmitarbeiter oft mit hohen „psychischen Kosten" verbunden. Dies betrifft dabei sowohl das Befinden und die Leistungsfähigkeit am Arbeitsplatz als auch die allgemeine Lebensqualität und –zufriedenheit
5. werden durch biopsychosoziale Faktoren am Arbeitsplatz (mit-)verursacht und können deshalb durch gezielte Maßnahmen der Arbeitsgestaltung sowie Stärkung der Eigeninitiative und Selbstverantwortung des Einzelnen positiv beeinflusst werden.

Dieser Bedeutung von Rückenerkrankungen im Arbeitsalltag gegenüber steht allerdings eine uneindeutige Befundlage. Meta-Analysen verhaltens- und verhältnisorientierter Interventionen zeigen, dass für den betrieblichen Alltag wirksame und nachhaltige Interventionskonzepte bisher nur in Ansätzen existieren. Da der Beruf des „Rettungsassistenten" erst seit 1989 staatlich anerkannt ist und somit dieses Berufsbild noch relativ jung ist, fehlen insbesondere Studien, in denen die Rückengesundheit gefährdende Risikokonstellationen anhand von Wirkungsmodellen untersucht werden. In Anlehnung an Lühmann (2007) und Zimolong (2008) handelt es sich hier speziell um Studien, aus denen sich gezielte Hinweise für Präventionsmaßnahmen ableiten lassen.

Es herrscht inzwischen Einigkeit darüber, dass dem „biopsychosozialen Verursachungsmodell" ein hoher Erklärungswert für die Entstehung und Aufrechterhaltung von Rückenschmerzen bzw. Gesundheit (Ulich, 2005; Zapf, 2004) zukommt.

Die Arbeits- und Organisationspsychologie hat in den letzten Jahren eine Reihe von Modellen und praktisch erprobten Konzepten vorgelegt, die solche Ursache-Wirkungs-Zusammenhänge aufzeigen (Siegrist, 2004; Ulich, 2005; Wieland, 2007). Ziel solcher Modelle im Kontext der betrieblichen Gesundheitsförderung ist, Risikofaktoren und -konstellationen zu identifizieren, die mit hoher Wahrscheinlichkeit die Gesundheit fördern bzw. die Entstehung von Krankheit verhindern.

Im folgenden Abschnitt wird nun ein solches Wirkungsmodell skizziert.

2. Ein arbeitspsychologisches Wirkungs- und Interventionsmodell zur Rückengesundheit

Das folgende Wirkungsmodell, in Anlehnung an Wieland (2006) unterscheidet drei Merkmalsklassen, die in betrieblichen Gesundheitsförderungsprojekten in ihrem Wechselwirkungsgefüge zu berücksichtigen sind:

- Verursachende Faktoren (Input-Variablen)
- Prozessmerkmale und
- Ergebnisse und Folgen des Arbeitsprozesses (Output-Variablen

Fünf x Fünf Wirkungsmodell

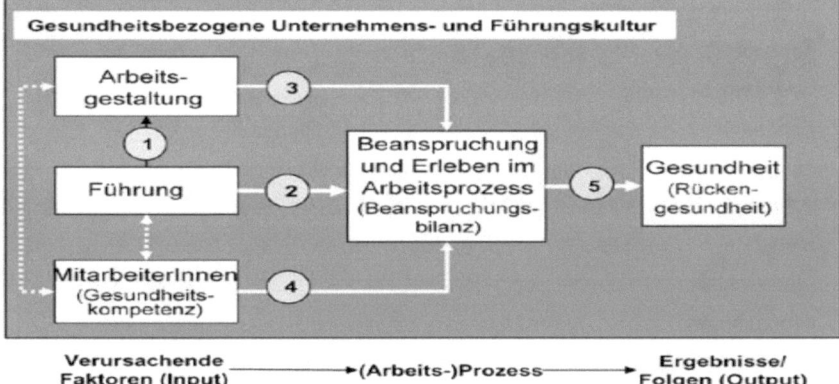

Abb. 1: Arbeitspsychologisches Wirkungs- und Interventionsmodell zur Rückengesundheit in Anlehnung an Wieland 2008, Hrsg. durch Ministerium für Arbeit, Soziales und Gesundheit des Landes Nordrhein Westfalen, S. 43

Für den Zusammenhang zwischen **Arbeitsgestaltung und Gesundheit** der Beschäftigten gibt es inzwischen viele gesicherte Erkenntnisse (Ulich, 2005; Wieland, 2006; Zapf, 2004). Dabei bildet die Arbeitsaufgabe als wichtigste Schnittstelle zwischen Person und Organisation eine zentrale Ansatzstelle gesundheitsförderlicher Arbeitsgestaltung. Die aus den Arbeitsaufgaben resultierenden psychischen Anforderungen und Beanspruchungen können sich sowohl als Stressfaktoren oder Krankheitsrisiken als auch als Ressource bzw. gesundheitsförderlicher Faktor erweisen.

Ein hohes gesundheitsförderliches Potenzial haben Arbeitsanforderungen, die (a) durch vielfältige, anspruchsvolle Arbeitsaufgaben mit Entscheidungs- und Handlungsspielräumen, (b) möglichst wenig Arbeit- bzw. Regulationsbehinderungen und (c) eine Ausgewogene Balance zwischen investierter Anstrengung und erlebter Belohnung gekennzeichnet sind (Siegrist, 2004).

Eine der wichtigsten Variablen, die das Verhalten, das Erleben sowie den Gesundheitszustand von Mitarbeitern in Organisationen beeinflusst, ist der Führungsstil des Vorgesetzten (Rosenstiel, 1983).

Gesunde Führung ist inzwischen zu einem vieldiskutierten Thema avanciert. Die einschlägige Forschung dazu verstärkt zunehmend die Annahme, dass eine gesundheitsorientierte Führung als Gesundheitsressource betrachtet werden kann. Führungskräfte bestimmen maßgeblich mit, wie die Arbeitsabläufe gestaltet sind, in welchem Ausmaß Arbeitsbehinderungen (z.B. durch mangelnde Aufgabentransparenz und Rückmeldung über Arbeitsergebnisse) auftreten und wie gearbeitet wird. Führungskräfte haben Einfluss auf die (gerechte) Verteilung von Arbeitsaufgaben und das psychosoziale Klima in Arbeitsgruppen (Scherrer, 2007; Wieland, 2007).

Als (Mit-)Gestalter der Arbeitsbedingungen beeinflussen Führungskräfte wesentlich das Wohlbefinden und die Gesundheit der Beschäftigten. Führungskräfte, so zeigen verschiedene Studien, sind für das Ausmaß von Arbeitsbehinderungen (bzw. Regulationsbehinderungen) (mit-)verantwortlich und als Folge davon auch für die psychische Beanspruchung und das Wohlbefinden ihrer Mitarbeiter(innen) (Scherrer, 2007).

Das Wirkungsmodell geht davon aus, dass die täglich während der Arbeit erlebten psychischen und physischen Beanspruchungen, das Wohlbefinden und die erlebten Emotionen mit verantwortlich für den Gesundheitszustand einer Person sind. Ob jemand krank wird und/oder aufgrund einer (leichten) Erkrankung (z.B. Erkältung) der Arbeit fernbleibt, ist u.a. davon abhängig, wie er/sie sich täglich bei der Arbeit fühlt. Ausschlaggebend ist die Beanspruchungsbilanz am Ende eines Arbeitstages:

Eine positive Bilanz fördert die Gesundheit und verringert Fehlzeiten, eine negative Bilanz beeinträchtigt die Gesundheit und erhöht die Fehlzeiten. Von Beanspruchungsbilanz sprechen wir deshalb, weil arbeitsbedingte psychische Beanspruchungen und Befindlichkeiten während der Arbeit immer in einer „Doppelrolle" wirksam werden:

Sie haben sowohl positive Effekte (Nutzen, „Eustress" oder positive Beanspruchung) als auch negative Effekte (Kosten, „Distress" oder negative Beanspruchungen). Die Beanspruchungsbilanz ist insgesamt positiv, wenn positive oder funktionale Beanspruchungszustände während der Arbeit deutlich stärker ausgeprägt sind als negative oder dysfunktionale Beanspruchungszustände.

Die folgenden beiden Abbildungen stellen die Zusammenhänge noch einmal graphisch dar:

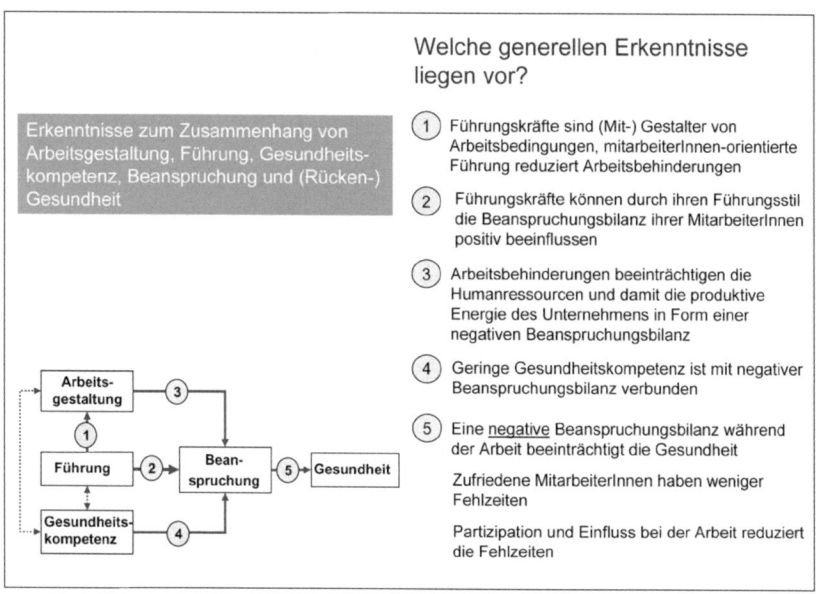

Abb. 2: Zusammenhänge zwischen Arbeitsbedingungen, Führung, psychischer Beanspruchung und (Rücken-)Gesundheit in Anlehnung an Wieland 2008, Hrsg. durch Ministerium für Arbeit, Gesundheit und Soziales des Landes Nordrhein Westfalen, S. 44

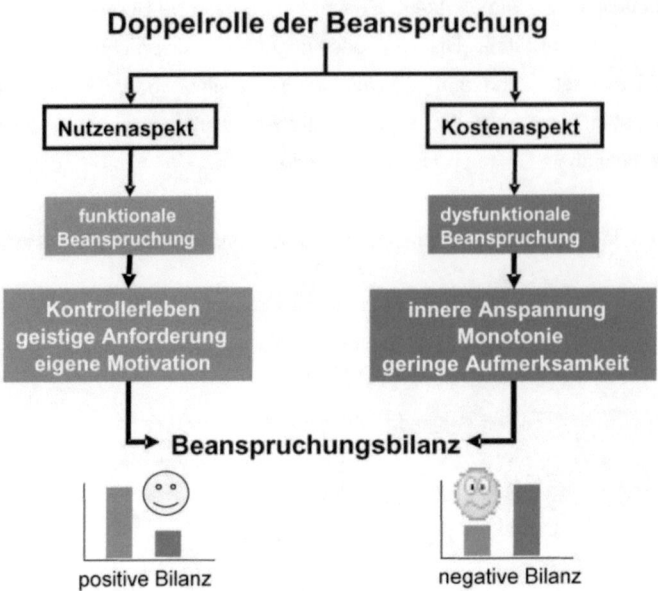

Abb. 3: Doppelrolle der Beanspruchung und Beanspruchungsbilanz in Anlehnung an Wieland, R., Strache, N. & Görg, P., 2008, Hrsg. durch Ministerium für Arbeit, Gesundheit und Soziales des Landes Nordrhein Westfalen, S. 44

3. Fakten, die für das biopsychosoziale Erklärungsmodell im Rettungsdienst sprechen

In einer Vielzahl von wissenschaftlichen Untersuchungen bzw. in mehreren Organisationen und Unternehmen wurde das in Abschnitt 2 dargestellte Wirkungsmodell überprüft. Die folgenden Ergebnisse verdeutlichen mit welchen Effekten in Bezug auf die im Wirkungsmodell (Abb.2) beschriebenen Zusammenhänge zu rechnen ist.

3.1 Führung und Muskel-Skelett-Beschwerden

Führungskräfte erzeugen durch ihr Verhalten- bewusst oder unbewusst- positive und negative Befindlichkeiten: Anstrengungs- und Leistungsbereitschaft oder innere Kündigung und Resignation, Herausforderungs- oder Bedrohungsgefühl, Freude oder Ärger. Ein mitarbeiterorientierter Führungsstil hat positive Auswirkungen auf die Arbeit (Stadler 2003), die Arbeitszufriedenheit und die psychische Gesundheit (Bengel 2004) sowie die physische Gesundheit der Mitarbeiter (Scherrer 2007). Ein partizipativer Führungsstil wirkt belastungs- und beanspruchungsreduzierend und senkt so die Fehlzeiten (Rosenstiel 1992).

3.2 Gesundheitskompetenz und Muskel-Skelett- Beschwerden

In einer Querschnittstudie die im Rahmen einer Masterarbeit an der Hochschule Magdeburg-Stendal (FH) im Jahr 2010 durchgeführt wurde konnte nachgewiesen werden, dass Rettungsdienstmitarbeiter mit hoher Gesundheitskompetenz, d.h. mit erfolgreichen Bewältigungsstrategien im Umgang mit gesundheitlichen Problemen, deutlich geringere körperliche Beschwerden aufweisen, als ihre Kollegen mit einer geringen Gesundheitskompetenz. Korrelationsanalysen bestätigen hier den starken Zusammenhang zwischen körperlichen Beschwerden und Gesundheitskompetenz.

4. Ausblick und Interventionsmöglichkeiten

Um die (Rücken)Gesundheit der Einsatzkräfte im Rettungsdienst zu fördern wird die Etablierung einer betrieblichen Gesundheitsförderung bzw. eines Gesundheitsmanagements empfohlen. Maßnahmen zur Gesundheitsförderung werden danach unterschieden, wo ihr Hauptansatzpunkt liegt: in der (a) Unternehmens- und Führungskultur (kulturelle Prävention), (b) Um- oder Neugestaltung der Verhältnisse (Verhältnisprävention) oder (c) des Verhaltens (Verhaltensprävention). Eine betriebliche Gesundheitsförderung ist nur dann Erfolgreich wenn sie alle drei Hauptansatzpunkte in einem integrierten Interventionskonzept gleichermaßen berücksichtigt.

Kulturelle Prävention: Unternehmens- sowie Gesundheitskultur werden geprägt durch die Werte, Menschenbilder und Einstellungen des Managements und der Führungskräfte. Unternehmensleitung und Führungskräfte tragen durch ihr Verhalten entscheidend dazu bei, wie die Thematik „Gesundheit" im Unternehmen behandelt wird und welche Bedeutung ihr zukommt. Ein Erfolg versprechender Ansatzpunkt zur Etablierung einer gesundheitsbewussten Unternehmenskultur sind Qualifizierungsangebote für Führungskräfte, wie z. B. Coaching, Softskill- und Führungstraining, Mitarbeiterkommunikation- und Gesprächstraining oder moderne Methoden der Personalentwicklung.

Verhältnisprävention: Verhältnisorientierte Maßnahmen zielen darauf ab, gesundheitsbeeinträchtigende Arbeitsbedingungen zu vermeiden oder zu reduzieren. Sie umfassen Maßnahmen wie der Neu- oder Umgestaltung der Arbeitsorganisation (z.B. Arbeitszeit, Dienstplangestaltung), Arbeitsaufgaben- und prozesse und ergonomische Interventionen.

Verhaltensprävention: Verhaltensorientierte Strategien beinhalten Maßnahmen zur Stärkung der personalen, gesundheitsförderlichen Ressourcen. Primäres Ziel ist hier, die individuellen Kompetenzen und Stressbewältigungsfähigkeiten der (Rettungsdienst)Mitarbeiter zu steigern und damit den Umgang mit den alltäglichen Arbeitsanforderungen und psychosozialen Belastungen zu verbessern bzw. zu optimieren. In Anlehnung an Wieland (2008) zeigt die folgende Abbildung welche Maßnahmen zur betrieblichen Gesundheitsförderung auf den verschiedenen Ebenen- Unternehmensleitung, Führungskräfte und Mitarbeiter- eingesetzt werden können:

Was ist zu tun?
Optimierung von Beanspruchung, nicht deren Vermeidung

Unternehmensleitung
→ Gesundheitsbewusste „Führungs- und Unternehmenskultur" (Vertrauen schaffen)
→ Leitbild „Gesundheit"
→ Vielfältige Gesundheitsaktivitäten anbieten
→ Gesundheitstag als Auftaktveranstaltung

Führungsebene/n
→ Gesundheit als Führungsaufgabe
→ Qualifizierung: „Gesundheit und Arbeitsgestaltung"
→ Gesundheitsangebote für Führungskräfte
→ Führen durch Rückmeldung, Anerkennung und Wertschätzung, Kommunikation verbessern

MitarbeiterInnen
→ Arbeit beanspruchungsoptimal gestalten
→ Optimierung von Arbeitsabläufen
→ Pausen(raum)gestaltung
→ Eigenverantwortung stärken
→ Mitarbeiterbefragung, Gesundheitszirkel

Abbildung 4: Maßnahmen der betrieblichen Gesundheitsförderung auf verschiedenen Ebenen, in Anlehnung an Wieland 2008, Hrsg. durch Ministerium für Arbeit, Gesundheit und Soziales des Landes Nordrhein Westfalen, S. 47

Literatur

(11) Bertelsmann Stiftung (2007): Gesundheitspfad Rücken- Innovative Konzepte zur Verbesserung der Versorgung von Patienten mit Rückenschmerzen. Experten-Panel „Rückenschmerz". Bertelsmann Stiftung Gütersloh

(4), (5), (8) Bundesanstalt für Arbeitsschutz und Arbeitsmedizin (2007): Modellprogramm Förderschwerpunkt 2007- Prävention von Muskel-Skelett-Erkrankungen. Baua aktuell, (4), Dortmund

(4) Bundesanstalt für Arbeitsschutz und Arbeitsmedizin (2009): Kosten psychischer Fehlbelastungen. Elektronisch veröffentlicht unter der ULR: http://www.baua.de/themen von a-z/psychische- fehlbelastungen-stress

(6) Dürndorfer, M.; Nink, M.; Wood, G. (2005): Human Capital Management in deutschen Unternehmen. 1. Aufl. Murrmann Verlag: Hamburg

Gebhardt, H.; Klußmann, A. (2005): Abschlussbericht des INQUA-Projektes 19-03-Gestaltung gesundheitsförderlicher Arbeitsbedingungen für Rettungsdienstpersonal. Institut für Arbeitsmedizin, Sicherheitstechnik und Ergonomie Wuppertal

(2) Hasenbring, M.; Hallner, D.; Klasen, B. (2001): Psychologische Mechanismen im Prozess der Schmerzchronifizierung. Unter- oder überbewertet? Schmerz, (15), 442-447

(10), (12) Lühmann, D.; Zimolong, B. (2007): Prävention von Rückenerkrankungen am Arbeitsplatz. In: Badura, B.; Schellschmidt, H.; Vetter, C. (Hrsg.), Fehlzeitenreport 2006. Chronische Krankheiten. Betriebliche Strategien zur Gesundheitsförderung, Prävention und Wiedereingliederung, S. 63-97, Springer, Berlin

Ministerium für Arbeit, Gesundheit und Soziales des Landes Nordrhein Westfalen (2008): Gesundheitsberichte Spezial. Band 5: Rückengesundheit fördern und verbessern. Elektronisch veröffentlicht unter der URL: http://www.dnbgf.de/fileadmin/texte/Downloads/rückengesundheit vom 20.01.2010

(28) Rosenstiel, L. v. (1992): Betriebsklima geht jeden an. Bayerisches Staatsministerium für Arbeit, München

(24) Rosenstiel, L. v. (2007): Grundlagen der Organisationspsychologie. 6. Aufl. Schäffer-Poeschel Verlag: Stuttgart

Ruppert, F; Gerstberger, C. (2001): Sicherheits- und Gesundheitskultur II- Faktoren eines ganzheitlichen Verständnisses. In: Zimolong, B. (Hrsg.) Management des Arbeits- und Gesundheitsschutzes. Die erfolgreichen Strategien der Unternehmen, S. 201-233, Gabler, Wiesbaden

(25) Scherrer, K. (2007): Versöhnung von Struktur und Kultur- die Aktivierung von Führungskräften als notwendige Voraussetzung für betriebliche Gesundheitsförderung. In: Rausch, K.: Organisation gestalten. Band 13 zur wissenschaftlichen Fachtagung für Angewandte Wirtschaftspsychologie, S.508-514, Papst Science Publishers

Schwarzer, R. (2004): Psychologie des Gesundheitsverhaltens: Einführung in die Gesundheitspsychologie. Hogrefe, Göttingen

(16), (23) Siegriest, J. (2004): Gesundheitliche Folgen und Herausforderungen. Bericht der Arbeitsgruppe 2, Expertenkommission „Betriebliche Gesundheitspolitik". Bertelsmann Stiftung 2004, Gütersloh

(26) Stadler, P.; Spieß, E. (2003): Psychosoziale Gefährdung am Arbeitsplatz. Wirtschaftsverlag NW, Bremerhaven

(3), (27) Stadler, P.; Schärtel, B. (2007): Psychische Fehlbelastungen von Rettungsdienstmitarbeitern und Optimierungsmöglichkeiten. Projektarbeit der bayrischen Gewerbeaufsicht in Zusammenarbeit mit dem Bayrischen Landesamt für Gesundheit und Lebensmittelsicherheit

(14), (17), (20) Ulich, E.; Wülsner, M. (2005): Gesundheitsmanagement in Unternehmen. Gabler, Wiesbaden

(1) Westgaard, R.H.; Winkel, J. (1997): Ergonomic intervention research for improved musculoskeletal health: Acritical review. International Journal of Industrial Ergonomics, 20 (6), 463-500

(19), (21) Wieland, R. (2006): Gesundheitsförderliche Arbeitsgestaltung-Ziele, Konzepte und Maßnahmen. In: Wieland, R. (Hrsg.) Wuppertaler Beiträge zur Arbeits- und Organisationspsychologie, Heft 1/2006, Themenheft Gesundheitsmanagement, S. 2-44, Wuppertal

(18) Wieland, R. (2007): Gestaltung gesundheitsförderlicher Arbeit. In: Kleinbeck, U.; Schmidt, K.-H. (Hrsg.). Arbeitspsychologie. Serie Wirtschafts-, Organisations- und Arbeitspsychologie der Enzyklopedie der Psychologie. Hogrefe, Göttingen

(7), (9) Wieland, R. (2008): Barmer Gesundheitsreport: Rückengesundheit- Rückhalt für die Arbeit und Alltag. Barmer (Hrsg.), Wuppertal

Wieland, R. (2007): Barmer Gesundheitsreport: Führung und Gesundheit, Wuppertal

Wieland, R.; Strache, N.; Görg, P. (2008): Instrumentenhandbuch zur betrieblichen Gesundheitsförderung. Gesundheitsförderung aus der Genderperspektive. Barmer, Wuppertal

(15), (22) Zapf, D.; Semmer, N.K. (2004): Stress und Gesundheit in Organisationen. In: Schuler, H. (Hrsg.), Organisationspsychologie (Enzyklopädie der Psychologie, Band D III), Hogrefe, Göttingen

(13) Zimolong, B.; Elke, G.; Bierhoff, H-W. (2008): Den Rücken stärken- Grundlagen und Programme der betrieblichen Gesundheitsförderung. Hogrefe, Göttingen